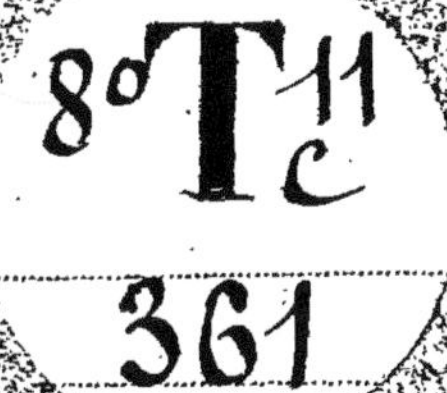

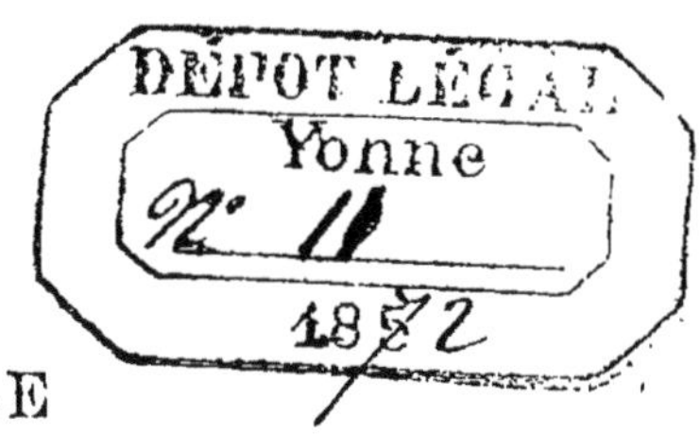

HYGIÈNE RURALE

LA SANTÉ AU VILLAGE

Ouvrage dédié

AUX HABITANTS DES CAMPAGNES

ET

AUX ÉLÈVES DES ÉCOLES PRIMAIRES

PAR

ED.-JULES CLÉMENT

Membre correspondant de la Société d'agriculture de Joigny.

Se trouve

A SENS (YONNE)

Chez J. CLÉMENT, éditeur.

A PARIS

Chez tous les Libraires.

HYGIÈNE RURALE

LA SANTÉ AU VILLAGE

Agréments de la campagne.

Quel spectacle que celui de la nature dans les premiers jours du printemps ! Tout plaît dans le paysage : les collines, les vallons, les bois, les vignes, les hameaux, les châteaux, les masures même, les rochers et les ravines, forment un mélange où l'œil s'égare avec délices. Que ton murmure est doux, source limpide qui coule entre le cresson, le trèfle et la luzerne dont les fleurs purpurines ou bleues sont agitées par le mouvement de tes petites vagues ! Tes bords sont couverts d'herbe entremêlée de fleurs qui se courbent vers l'onde, y tracent leur image.

O que la campagne est belle ! L'herbe et les fleurs croissent en abondance ; les arbres sont couverts de feuillage, les troupeaux paissent dans les vertes prairies et sur les pelouses émaillées de paquerettes ; le rossignol et la fauvette, sous la feuillée du bocage, font entendre, à l'envi, leurs chants mélodieux. Tout exprime la joie, tout l'inspire. Heureux celui dont la vie champêtre s'écoule dans les jouissances des beautés de la nature. Heureux celui qui se plaît à la campagne ; ses affections sont douces et pures comme le parfum que les fleurs répandent autour de lui ; il voit renouveler ses trésors ; dans ses regards brillent l'indépendance et la liberté ! Son cœur s'épanouit avec les fleurs, sa pensée s'épure avec l'air ; il jouit, dans sa paisible demeure, des bienfaits de la nature embellie par ses soins. Là de riches pacages, des prairies couvertes de rosée, et les riants objets qui s'offrent de toutes parts, remplissent son âme d'une douce espérance.

Jeunes Français et jeunes Françaises, c'est à vous de jeter les fondements de la prospérité nationale en embrassant la carrière de l'agriculture. Dirigez vos goûts et vos études vers la science agricole, vous y trouverez une large récompense de vos soins et de vos travaux. Quelle profession présente aujourd'hui de plus brillants avantages ? Que la jeunesse secoue donc le fatal préjugé qui la tient éloignée de la campagne et de ses utiles occupations ; qu'elle sache que, si au lieu de se jeter impatiente dans le cahos des villes, elle venait habiter et cultiver les champs, bientôt la France deviendrait riche et puissante ; car le sol de notre patrie est le sol privilégié qui n'attend que des mains intelligentes pour enfanter des prodiges.

Les habitants des campagnes sont, en général, frais, robustes et sains. Le travail dont ils s'occupent, lorsqu'il n'est pas forcé, la vie frugale dont ils ne s'écartent pas, doivent contribuer infiniment à leur procurer un des plus grands avantages, l'assurance de la santé ; mais quoique dans des conditions hygiéniques plus favorables qu'au sein des villes, les travaux souvent excessifs auxquels ils se livrent, les variations brusques de l'atmosphère, les soumettent à une foule d'indispositions qu'ils pourraient certes conjurer, s'ils possédaient quelque connaissance des lois de l'hygiène.

Hygiène.

L'hygiène est la science qui a pour objet de conserver la santé et de prévenir les maladies : ses principales règles consistent : 1° à éviter tout excès ; 2° à respirer un bon air ; 3° à faire beaucoup d'exercice ; 4° à observer les aliments qui nous conviennent ; 5° à ne pas changer brusquement ses habitudes ; 6° à garder une juste proportion entre les aliments qu'on prend, l'exercice qu'on fait et la force individuelle.

L'hygiène est donc une science toute pratique, une science que tous les hommes ont besoin de connaître, puisqu'ils sont appelés à en faire l'application dans un intérêt qui est le premier de tous, la conservation de la santé et de la vie. L'*hygiène rurale* ou des habitants des campagnes est un sujet digne de la plus grande attention ; car généralement trop esclaves des vieilles habitudes, ils négligent souvent de prendre les précautions nécessaires à l'entretien de leur santé, dont ils n'en connaissent bien le prix qu'après l'avoir perdue, et souvent lorsqu'il est plus temps de la ressaisir. Nous allons traiter des travaux, de la nourriture, du sommeil, de la propreté, des vêtements, de l'air, des logements, des saisons, comme se rattachant plus spécialement à l'hygiène rurale.

Travaux.

Dans les villes, la plupart des travaux obligent l'homme à se renfermer ; mais celui qui se livre à la culture des champs, se trouve en plein air et respire plus librement sur le magnifique théâtre de la nature. Le ciel azuré est son dais ; la terre tapissée de fleurs est son plancher, l'air qui circule autour de lui, n'est point corrompu par les exhalaisons empoisonnées des villes Au matin, dès que la lumière du jour ouvre le brillant spectacle de la création, il se hâte d'en aller jouir dans les champs ou dans les jardins. Les parfums délicieux qu'exhalent les plantes et les fleurs, viennent, de toutes parts, l'embaumer et le récréer : autour de lui se fait entendre le ramage des oiseaux qui expriment leur joie et leur félicité. Ils publient, à leur manière, la gloire du Créateur dont ils éprouvent les bienfaits.

La vie champêtre est une vie habituelle d'activité qui développe promptement les forces physiques et les met sans cesse en jeu. Exposé dans tous les instants aux intempéries des saisons, au choc des vents, au passage subit du chaud au froid, d'un air sec à la pluie, l'homme des champs se façonne de bonne heure à la fatigue, et se fait du travail un devoir pressant.

Mais pour que le travail soutienne la vigueur de l'âme, pour qu'il donne la santé, pour qu'il soit une source de satisfaction et le compagnon fidèle d'une existence douce, agréable, heureuse, il faut qu'il ne soit pas excessif ni trop longtemps soutenu.

Ce point est essentiel pour les terrassiers, les vignerons, les cultivateurs.

Le travail excessif est dangereux pour les personnes d'une constitution faible, pour les femmes enceintes, pour celles qui allaitent, pour les jeunes enfants.

Les ouvriers des champs savent que si l'on met trop tôt au travail les chevaux et les autres animaux domestiques, on n'en peut plus tirer tout l'avantage dont ils sont susceptibles ; cette vérité est également applicable à l'espèce humaine.

Les cultivateurs sont fréquemment exposés à faire des efforts pour soutenir de lourds fardeaux ; moins d'amour-propre chez la plupart des ouvriers, plus de prévoyance de la part de ceux qui dirigent les travaux préviendraient beaucoup d'accidents.

L'agriculture rend meilleur, plus doux ; elle attache à l'avenir par l'espérance ; elle inspire des goûts simples et rend les vertus faciles ; elle cicatrise les plaies d'ambitieux, et laisse éteindre les passions mauvaises loin des cités qui les fomentent.

Mais il faut qu'une prudente modération préside toujours aux travaux de l'ouvrier des champs, et qu'il se rappelle sans cesse qu'agir avec précipitation fatigue plus qu'agir longtemps avec retenue ; et que, dans ses travaux comme dans ses exercices, il doit aller jusqu'à une demi lassitude, et que c'est à cette barrière qu'il faut s'arrêter sans jamais la dépasser.

La fatigue use peu à peu l'énergie, hâte la vieillesse et abrège l'existence. Il n'y a que l'action modérée et diversifiée qui fortifie véritablement. Ainsi, il est toujours prudent de céder à la fatigue, comme on cède à la soif et à la faim.

Là où est le travail, l'ivrognerie qui dégrade l'homme, le jeu qui mène à tant de crimes, la débauche qui déshonore les familles, ne trouvent à qui s'adresser.

Nourriture.

Le choix des aliments est loin d'être indifférent à la santé. Les aliments de mauvaise qualité, les viandes gâtées, le pain auquel on mêle de l'ivraie, développent une foule de maladies ; les fruits verts, les mets trop épicés, les viandes salées, sont aussi des choses fort malsaines. Il n'est pas moins dangereux de manger des viandes de poissons trouvés morts, ou d'animaux malades : les épidémies, la peste en ont été quelquefois le résultat. Un auteur rapporte que des jeunes gens moururent pour avoir mangé de la chair de vache morte avec des abcès.

Une bonne alimentation est indispensable à la santé des habitants des campagnes ; c'est-à-dire que les aliments dont ils font usage doivent être sains, nutritifs et excitants, mais sans produire d'irritation, La chair de porc nourrit bien, mais elle ne convient point à tous les estomacs, surtout quand elle provient d'un animal vieux et salé ; unie à d'autre viande, telle que celle de vache, de veau, de mouton et à beaucoup de légumes, elle répond mieux aux besoins de tous.

Le poisson frais est plus sain que le poisson salé. La pomme de terre se prête à tous les caprices de la cuisine du riche et du pauvre. Le miel, les œufs, le fromage sont des aliments substantiels et agréables, ainsi que le pain fait avec du froment et du seigle. La bouillie que digèrent facilement les adultes, ne convient point aux enfants en bas âge.

On sait que les viandes noires, le gibier, le bœuf, etc., nourrissent le plus ; que les viandes blanches, comme le veau et le poulet, nourrissent moins ; les légumes et le poisson nourrissent moins encore ; pour bien faire, il faut, dans le régime habituel, entremêler leur usage, et se nourrir des uns et des autres.

L'instinct naturel, la raison, l'expérience que nous faisons tous les jours de ce qui peut nous nuire, nous indiquent assez ce qui convient à notre tempérament, et la quantité d'aliments que nous devons prendre.

On sait combien il est imprudent de se servir d'ustensiles de cuivre dans les cuisines.

Les boissons usitées dans les campagnes sont, presque toujours, de qualité inférieure ; le vin est acerbe, le cidre est acide, et les piquettes d'une âcreté révoltante ; mieux vaut boire de l'eau que de recourir à des substances devenues de mauvais aloi. Le vin de bonne qualité soutient et donne une plus grande ardeur pour le travail. L'abus du vin et de l'eau-de-vie est un vice essentiellement dangereux ; il entraîne à des excès de tout genre qui causent toujours le dérangement des facultés intellectuelles surtout chez les jeunes gens. Certes, il est loin de notre pensée d'empêcher le cultivateur dont les sueurs sont si utiles à la société, et le vigneron, dont les travaux longs et pénibles exigent de lui tant de soins et de fatigues, de prendre leur part dans ces liqueurs pectorales ; le vin leur est nécessaire pour entretenir leur force : mais nous ne voulons point, dans leur propre intérêt, qu'ils en abusent ; nous voulons que le nourricier de l'état soit exempt des vices qui n'appartiennent qu'aux oisifs.

Evitez de faire votre boisson d'une eau puisée près d'égouts, ni de celles des citernes et des puits très-profonds, ni, en un mot, qui ne sera pas fraîche, limpide et sans odeur ; rien n'est plus dangereux à boire qu'une eau corrompue. Si l'on était contraint à boire une eau impure, croupissante, il faudrait d'abord la faire bouillir sur le feu, puis la faire passer à travers un lit de charbon ou un filtre de grès, comme on en voit dans beaucoup de ménages l'agiter, avant de s'en servir, au contact de l'air ; car l'eau qui a perdu l'air qu'elle contenait par l'action du feu, est lourde et indigeste.

Les heures des repas doivent être soigneusement observées ; elles ont pour résultat d'amener un temps d'arrêt dans les travaux et de procurer aussi aux ouvriers un repos dont ils ont besoin. En hiver trois repas sont suffisants : un dans la matinée, un dans l'après-midi, et l'autre le soir quand tous les travaux de la journée sont terminés. En été les journées étant plus longues, le premier repas a lieu le matin de bonne heure, le second à midi, le troisième dans l'après-midi, et le quatrième le soir.

Cette fréquence de repas en temps des grands travaux, quand elle est réglée par la frugalité et la sobriété, soutient les forces du corps, conserve le bon état des facultés digestives et répare sans fatiguer.

Sommeil, Propreté.

La durée du sommeil variera selon vos occupations, votre âge ; à un homme jouissant d'une bonne santé, il faut six à huit heures. Aux personnes faibles et aux enfants, huit à dix heures sont nécessaires ; qu'une activité mal entendue ne vous fasse pas perdre sur les heures du repos ce que la nature demande ; vous ne le ferez pas sans vous en ressentir ; quelques heures de plus que vous y gagneriez, ne valent pas la perte de votre santé. Qu'on ne s'imagine pas non plus qu'il soit indifférent de donner au sommeil, pendant le jour, ce qu'on lui refuse la nuit ; l'expérience a prouvé qu'on ne pouvait, sans nuire à la santé, remplacer l'un par l'autre.

On est souvent dans l'usage, à la campagne, d'entourer les lits de rideaux de laine ; c'est une mauvaise habitude : Ces rideaux emprisonnent l'air que vous respirez, et retiennent toutes les émanations malsaines qui se répandent autour de vous.

La propreté est essentielle à la conservation de la santé. Le philosophe Bacon disait *qu'elle est au corps ce que la décence des mœurs est à l'âme.* Elle doit s'étendre à tous les objets qui remplissent nos besoins ! à nos aliments, à nos meubles, à nos vêtements principalement ; sales ils irritent la peau, causent la plupart des maladies dégoutantes qui y ont leur siège. Si l'on en croit de bonnes gens, il serait dangereux de se baigner pendant la canicule, comme il serait pernicieux de se faire saigner, de se purger à la même époque ; laissez débiter ces fables à ceux qui y croient ; baignez-vous quand cela sera bon à votre santé, évitant toutefois de vous exposer aux rayons brûlants du soleil, ce qui vous exposerait à un érysipèle. Ce dont il faut se garder, c'est de se baigner dans les rivières à la suite d'un orage ; des médecins estimables ont rapporté qu'il en était résulté des fièvres assez graves. La natation est un des meilleurs exercices. Un exercice très-actif immédiatement après le repas ne fait pas faire la digestion comme on le dit vulgairement ; bien au contraire, il la trouble.

Vêtements.

Les vêtements doivent être simples, assez épais pour l'hiver et beaucoup moins pour la saison des chaleurs ; il faut les garder le plus possible et se couvrir de chapeaux de paille afin de garantir la tête et les épaules des rayons du soleil. Quand on est en sueur, au lieu de remettre son vêtement, il vaut mieux s'envelopper d'une couverture et attendre que le sang soit calme. L'habitude qu'ont les gens de la campagne de se priver de leurs vêtements, sans réflexion, peut souvent compromettre leur santé. Ainsi, ils devraient avoir soin de se vêtir le soir et le matin, surtout en automne et au printemps, où la fraicheur des nuits se prolonge jusqu'au lever du soleil.

Toujours, lorsqu'ils sortent des étables où il règne une température plus élevée qu'à l'extérieur, ils devraient être vêtus de manière à ne pas être surpris par la fraîcheur et l'humidité de l'atmosphère. Quand ils ont été exposés à la pluie et que leurs vêtements sont imprégnés d'eau, ils devraient en changer, surtout s'ils se sont trouvés en état de moiteur ou en état de transpiration quand ils se sont mouillés.

Les habits mouillés suppriment la tranpiration par la fraicheur et par l'humidité dont ils sont imprégnés. Il est impossible que ceux qui sont fréquemment à l'air évitent toujours d'avoir leurs habits mouillés ; mais ils peuvent en diminuer les mauvais effets en changeant promptement d'habits ; s'ils sont dans l'impossibilité de le faire, ils doivent ne pas s'arrêter, et continuer à agir afin de ne pas se laisser refroidir.

Mais la plupart des gens de la campagne sont loin de prendre cette précaution; on les voit s'asseoir ou se coucher dans les champs, leurs habits étant mouillés. Les dangers qui résultent de cette imprudence, doivent engager toute personne amie de sa santé, à ne pas la commettre.

Air atmosphérique.

L'air malsain est une cause très-ordinaire de maladies. On doit toujours se mettre en garde contre les dangers auxquels cet air expose.

L'air peut devenir nuisible de plusieurs manières. L'air

trop chaud dessèche et épuise les humeurs ; l'air trop froid arrête la transpiration, d'où résulte les rhumes, les catarrhes, les rhumatismes ; l'air trop humide occasionne les fièvres intermittentes.

L'air qui séjourne longtemps dans un lieu devient mal sain. Une maison ne peut-être saine, à moins que l'air n'y ait une libre circulation. Elle doit donc être tous les jours exposée à un courant d'air, par le moyen de deux portes ou fenêtres opposées.

Les lits, au lieu d'être refaits dès qu'on en est sorti, doivent être découverts et exposés à l'air d'une porte ouverte ; on en dissipe les vapeurs nuisibles, et l'on contribue par là à la conservation de la santé.

L'air qui séjourne dans les mines, dans les puits, dans les celliers, dans les caves, etc. est très dangereux, et on doit l'éviter.

On rend malsain l'air des maisons lorsqu'on les entoure de grands arbres ; ils produisent des exhalaisons aqueuses qui rendent constamment ces maisons humides.

Les eaux dormantes rendent l'air humide et le chargent d'exhalaisons putrides ; de là les maladies les plus dangereuses et les plus funestes. Ceux qui sont obligés d'habiter des lieux marécageux, doivent choisir celui qui l'est le moins ; ils doivent prendre de bonnes nourritures et observer la plus stricte propreté.

Si l'air frais est nécessaire pour les gens en santé, il doit l'être, à plus forte raison, pour les personnes malades qui souvent ont perdu la vie pour en avoir manqué. Il n'y a personne qui ne dise que les malades doivent être tenus très-chaudement ; et ce conseil, en général, est si bien suivi, qu'on peut à peine entrer dans la chambre d'un malade sans être suffoqué, tant l'air qu'on y respire est échauffé : à combien plus forte raison le malade lui-même doit-il en être incommodé ?

Il n'y a pas de remède plus salutaire à un malade, que l'air frais ; c'est le plus puissant cordial, s'il est administré avec prudence. Nous ne disons pas qu'on doive ouvrir les portes et les fenêtres inconsidérément sur un malade. L'air frais ne doit être introduit dans sa chambre que graduellement, et, s'il est possible, en ouvrant les fenêtres d'une chambre voisine.

L'air de la nuit est nuisible aux personnes en santé ; combien ne doit-il pas l'être aux valétudinaires et aux convalescents ? Le meilleur instant pour faire prendre l'air à ces derniers est le matin, entre neuf et dix heures dans les jours de grandes chaleurs ; et depuis dix heures du matin jusqu'à quatre heures du soir à toute autre époque.

Si après s'être tenu dans une chambre chaude et y avoir bu des liqueurs chaudes on passe immédiatement à l'air froid, on s'expose à des rhumes et des toux inflammatoires.

Les convalescents doivent se garantir de l'air froid.

Ce qui a rapport à l'air dans les salles d'école, mérite la plus sérieuse attention.

L'air, comme chacun sait, est éminemment propre à la respiration ; mais l'air ne ressort pas de l'intérieur de notre corps, tel qu'il est entré ; il s'y décompose et, à sa sortie, il est en partie impropre à la respiration.

On comprend donc qu'une salle d'école, remplie d'enfants, et qui ne contient qu'un certain nombre de mètres cubes d'air respirable, doit devenir, au bout d'un certain temps, un séjour insalubre et dangereux à la santé.

Joignez à l'exhalaison du corps, les mauvaises odeurs

répandues par les habillements, souvent mal entretenus, d'enfants négligés par leurs familles, et vous verrez combien, dans nos écoles, il est indispensable de renouveler fréquemment l'air intérieur, en faisant arriver une certaine quantité d'air extérieure.

Le mal que nous signalons se manifeste non-seulement dans les écoles de villages, mais encore dans les écoles les mieux tenues des grandes villes.

Croit-on que tant de jeûnes poitrines, qui ont besoin de développement, ne se sentent pas des vapeurs malsaines qu'elles respirent sans cesse ?

Nous laissons à MM. les instituteurs, si naturellement dévoués au bien-être et à la santé des enfants, le soin de veiller au renouvellement de l'air dans les salles d'école.

Logements à la campagne.

Rien n'est plus facile que de se loger sainement à la campagne ; mais là chacun est son architecte et les logements sont rarement distribués selon les règles d'une bonne hygiène. La façade de la maison doit toujours être placée, autant que possible, au levant ou au midi.

Les habitations doivent être éloignées des fumiers, et des endroits où l'eau croupit, parce que leurs émanations, qui entrent dans les chambres, ne sont pas sans danger pour la santé ; elles ne doivent pas être environnées de plantations susceptibles d'empêcher la libre circulation de l'air, et de produire dans les logements des évaporations humides.

Le bâtiment destiné à la famille doit-être isolé des écuries, bergeries, porcheries, poulaillers etc., à cause de l'odeur désagréable des fumiers et non des animaux dont on n'a rien à craindre. Les bergers couchent avec leurs moutons, les charretiers avec leurs chevaux et ne s'en portent pas plus mal, à moins toutefois que les animaux ne soient atteints de la morve; dans ce cas, il serait au moins imprudent de passer la nuit dans les écuries, parce que la morve peut se transmettre des animaux à l'homme.

Les maisons nouvellemeut construites ou dont les murs intérieurs sont fraîchement enduits ou peints, sont malsaines quand on s'y installe trop tôt. Les rhumatismes pour les père et mère, des maladies graves pour les enfants, en sont les conséquences.

Hygiène des saisons.

Dans toutes les contrées de la terre, les saisons se succèdent les unes aux autres avec la même régularité ; elles changent l'aspect des champs que nous voyons tantôt parés d'herbes et de feuilles, tantôt de fleurs et de fruits ; ils sont ensuite dépouillés de tous leurs ornements jusqu'à ce que le printemps revienne.

Il y a quatre saisons, le printemps, l'été, l'automne et l'hiver.

Le printemps. — Les flocons de neige ont cessé d'obscurcir l'atmosphère ; l'air est serein, les brouillards et les vapeurs se dispersent et se répandent en pluies fertiles ; les branches, qui naguère paraissaient mortes, s'ornent d'admirables boutons. L'odeur de la violette vient nous charmer par son odeur, les prairies, les jardins s'offrent à nos yeux dans tout leur éclat. Le chant des oiseaux porte dans l'âme un charme dont on ne peut se défendre, l'aubépine blanchit, les arbrisseaux ont montré leur feuillage, la parure des forêts se déploie en abondance. La main cachée de la nature répand, à la fois, dans les champs et dans les jardins des couleurs riantes sur les fleurs, et dans l'air le doux mélange de tous les parfums.

Dans cette aimable saison, nous sentons couler dans nos veines un feu nouveau, un charme délicieux qui portent jusqu'aux extrémités de notre corps, la souplesse, la vigueur et la santé.

Habitants des campagnes, préparez la terre sur vos coteaux et dans vos vallons, à recevoir les influences d'un ciel favorable, et disposez-le à vous offrir les dons d'une automne abondante.

Le printemps est pour l'homme des champs, depuis les premiers jours de mars, le retour de la saison des grandes fatigues ; sa vie, de ce moment, devient toute activité. Il lui faut façonner la terre, terminer les semis, faire les plantations, s'occuper, sans relâche, du jardin, etc.

Il ne faut pas, au printemps, qu'il se presse de quitter les habits d'hiver ; il est bon de ne se découvrir qu'insensiblement ; car les changemments subits de température sont toujours funestes. Malgré les conditions favorables du printemps au bien-être de l'espèce humaine, cette saison favorise le développement de plusieurs maladies, telles que les hémorrhagies, les inflammations etc. Il faut, dans cette saison, éviter les liqueurs fortes et excitantes et ne pas se livrer à un travail excessif.

L'été. — La terre est tapissée de verdure ; les arbres sont couverts de fleurs ; la nature est ranimée.

Les nombreux habitants du village se répandent sur les

prés émaillés de fleurs, la jeunesse pleine de santé et de force, est brunie par le travail. La main même des enfants traîne le râteau chargé d'herbes odoriférantes ; ils tombent et se roulent sur leur fardeau. Les faneurs s'avancent dans la prairie, et étendent au soleil la récolte qui exhale une odeur fraîche et champêtre.

Sitôt que l'aurore vacille sur le firmament et déploie un jour incertain sur les champs féconds, les moissonneurs se rangent en ordre et se dirigent vers leurs champs. Le maître arrive le dernier, plein d'une douce espérance de la moisson ; témoin de l'abondante récolte, ses regards se portent de toutes parts; son œil est rassasié et son cœur peut à peine contenir sa joie. Les glaneurs se repandent tout autour, et ramassent les restes épars de ces trésors.

O vous, moissonneurs, évitez un soin trop avare, laissez tomber de vos mains libérales quelques épis de vos gerbes ; c'est une œuvre de charité. Offrez à Dieu ce tribut de reconnaissance.

Dans cette saison la transpiration est considérable, les facultés digestives et les fonctions nutritives ont moins d'énergie qu'en hiver. Aussi recherche-t-on les boissons aqueuses et acidulées. Il faut éviter avec soin la charcuterie. La terre offre d'ailleurs à l'habitant de la campagne, les aliments qu'il lui faut. Les légumes sont pleins de saveur ; les fraises, les cerises, les framboises, les abricots, etc., appellent tous les goûts par leur beauté, par leurs parfums si doux ; ils satisfont tous les appétits par leur chair succulente.

En été, on doit encore, plus qu'au printemps, éviter l'usage des aliments excitants et des boissons alcooliques ; ils peuvent irriter les voies digestives et disposer à une foule de maladies.

Par les grandes chaleurs, le moissonneur a toujours la bouche et la gorge brûlantes ; il a beau boire, il ne peut se désaltérer : sa soif augmente, par la position courbée et la tête dans la paille brûlante. La boisson qu'il porte dans les champs est tout de suite chaude ; s'il trouve une fontaine très-fraîche, la sensation agréable qu'il éprouve l'empêche de s'arrêter à temps ; il en boit trop, et s'il est en sueur et à jeun, il en résulte les accidents les plus graves.

Le vin pur serait extrêmement pernicieux ; l'eau seule n'est point assez tonique et les acides qu'on y ajouterait ne l'amélioreraient point sous ce rapport. Il est cependant essentiel de soutenir les forces du cultivateur et de ses ouvriers. La mixtion la plus propre à empêcher les sueurs excessives est celle de l'eau-de-vie dans la proportion d'un verre sur dix à douze d'eau très-limpide ; quelques personnes y ajoutent une cuillerée de miel.

Le café noir, mêlé à une certaine quantité d'eau, satisfait la soif et désaltère pour longtemps.

Pour empêcher la sécheresse de la bouche, beaucoup d'ouvriers tiennent constamment entre leurs dents un brin d'herbe ou de paille.

Quand les ouvriers des champs rentrent à la ferme, un repas solide doit les attendre. Un bon potage à la viande à laquelle on ajoute de bons légumes frais, quelques verres de bon vin, un bon lit ; voilà ce qu'il faut à l'ouvrier des champs : quand il est bien nourri et bien couché, ses forces ne s'épuisent pas ; il a cœur à l'ouvrage, et l'espoir d'un excellent souper, d'une nuit paisible, heureuse, soutient son zèle autant qu'il rend sa fatigue plus légère.

Rien n'est plus daugereux que l'habitude, où l'on est

généralement à la campagne, de quitter ses vêtements, pendant la chaleur du jour. Entr'ouverte jusqu'au dessous de la poitrine, la seule toile qui reste sur le corps, livre cette partie délicate à un bain de feu plus funeste que la transpiration la plus excessive. Le travailleur des champs ne doit pas s'exposer aux fraîcheurs de la nuit, ni s'endormir, dans le voisinage des eaux stagnantes, des lieux marécageux, ni sous l'atmosphère humide d'un noyer. Il doit se tenir très-propre, et changer de linge toutes les fois qu'il est mouillé par la sueur.

Quelques bains tièdes sont des moyens de délassement les plus prompts et les plus efficaces.

L'automne. — Tout ce que le printemps varié et fleuri a promis d'abondance, tout ce que le soleil de l'été a fécondé et mûri parait maintenant à la vue, et se montre dans toute sa beauté et sa perfection.

L'automne est la fête des vergers, des côteaux et des bois. Aux rayons du soleil encore brillant et chaud, l'espalier plie sous l'abondance de ses fruits à mille couleurs ; la vigne fléchit aussi sous le poids de ses grappes vermeilles ; le chêne, lui-même, ne peut soutenir, dans ses capsules brodées, le nombre infini de ses glands. Pour l'homme des champs, c'est la période des vendanges ; pour l'homme de loisir, c'est le temps de la chasse et de la pêche ; pour l'homme d'étude, c'est le temps des vacances.

Cette saison crie au cultivateur de rentrer ses dernières récoltes , et commencer ses premières semailles. Le jardinier cueille ses fruits. Le vigneron dépouille ses ceps et fait gémir le pressoir.

L'automne se rapproche du printemps sous le rapport

des précautions qu'il convient de prendre pour se préserver des fâcheuses influences de cette saison ; et comme elle est caractérisée par des vicissitudes de température très-brusques telles que le chaud, du jour et le froid de la nuit, et une atmosphère plutôt humide, elle détermine volontiers ce qu'on appelle les fièvres d'automne.

L'homme des champs en préviendra l'invasion et les effets toujours fâcheux en se couvrant de bonne heure, des habits d'hiver ; il devra se bien nourrir, et prendre, de temps en temps, le matin, une liqueur spiritueuse en petite quantité, ainsi que quelques verres de vin pur à ses repas. S'il se trouve incommodé, un purgatif doux, quelques tasses d'infusions légères de bourraches ou de fleurs de sureau, auxquelles on ajoute un peu de miel, suffiront pour le rendre à la santé ; il pourra aussi prendre quelques infusions aromatiques de sauge, de thym, si son indisposition n'a aucun caractère inflammatoire.

Il ne faut pas abuser des fruits, surtout des fruits à noyau. Une douzaine de prunes de grosseur moyenne, quoique parfaitement mûres, mangées crues, surchargent l'estomac. Le mieux est de les faire cuir ; elles sont alors meilleures et plus nourrissantes.

L'hiver. — L'hiver vient terminer le cercle varié des saisons ; il arrive triste, sombre et accompagné de ses suites lugubres, les vapeurs, les nuages et les tempêtes. Le soleil penché vers les extrémités de l'univers, répand à peine un faible jour sur le monde et descend aussitôt, livrant à la nuit sombre et profonde, l'univers languissant.

Des pluies tristes et sombres, des vents impétueux ébranlent les forêts qui s'agitent en murmurant. Le tour billon passe des bois dans la plaine et s'attache sur les chaumières comme sur les palais. La neige descend dans l'air tranquille, obscurcit le jour par son flux continuel, et la terre chargée et transie, est un désert éblouissant où les ouvrages de l'homme sont ensevelis.

Durant l'hiver les travaux champêtres sont généralement suspendus ; c'est pendant cette saison que l'ouvrier des campagnes doit s'occuper des travaux intérieurs, à réparer les instruments de culture, à nettoyer les semences qu'il doit confier plus tard au sein de la terre. C'est surtout durant les longues soirées, que le père de famille est intéressé à donner l'exemple du bon emploi du temps ; et au lieu de ces traditions mensongères et ridicules, de ces aventures romanesques, de ces préjugés grossiers dont on surcharge l'imagination des hommes crédules, d'une jeunesse trop avide du merveilleux, il doit remplir les heures du repos par une lecture propre à verser les lumières de l'instruction sur tous les actes de la vie publique et privée; et allier les progrès de la raison et de l'industrie à la conservation des bonnes mœurs, à l'amour de la patrie, à l'accomplissement de ses devoirs comme fils, comme époux, comme père, comme citoyen.

Les précautions hygiéniques les plus essentielles à prendre en hiver, sont de se bien couvrir, afin d'offrir plus de résistance au froid, et surtout à l'humidité qui menace sans cesse ; de se livrer à des exercices modérés propres à soutenir les propriétés vitales, et développer une certaine dose de chaleur ; de se nourrir convenablement de viande; les aliments substantiels sont indispensables. On doit corroborer l'estomac par des toniques, comme le bon vin, les boissons spiritueuses ; mais il ne faut pas en abuser.

Précautions à prendre quand on est indisposé.

La première chose à faire, lorsqu'on se sent indisposé, est de se mettre au lit de suite, et d'observer la diète la plus absolue ; ensuite, si l'indisposition est légère, et la cause reconnue, on prendra quelques tisanes. Si c'est une indigestion, une légère infusion de bon thé. Dans les attaques de nerfs, les crampes d'estomac, on boira une infusion de fleurs de tilleul, de feuilles de melisse et de feuilles d'oranger. Dans les coliques ventueuses, l'anis étoilé, le sirop d'éther ou quelques gouttes d'éther sur un morceau de sucre remplacent avantageusement les tisanes. Dans le rhume, il faut tout d'abord éviter les causes que l'ont produit, puis suivre un régime doux et s'abstenir de vin ; car si le vin chaud et l'eau-de-vie brûlée ont amené chez quelques individus robustes la guérison immédiate, en revanche, chez beaucoup d'autres, ces liqueurs ont aggravé d'une manière notable la maladie. La courbature demande du repos, et est peu dangereuse par elle-même si l'on cesse ses travaux.

Le vin chaud, l'eau-de-vie brûlée en usage parmi les ouvriers champêtres, lorsqu'ils se sentent indisposés, peuvent produire une inflammation toujours dangereuse au début d'une maladie.

Après avoir cessé tout travail, après s'être mis dans un lit bien chaud, il arrrive souvent une sueur salutaire à laquelle succède une nuit de repos, et le lendemain on se lève bien portant ; si, au contraire, l'indisposition s'est aggravée ou reste stationnaire, sans diminuer ni augmenter, il faut s'empresser d'aller chercher le médecin.

Soins aux malades.

On s'imagine avoir tout fait pour un malade, quand on lui a donné quelques verres de tisane, quelques cuillerées de potion, quelques pilules; mais on s'inquiète peu de l'air qu'il respire, du régime alimentaire qu'il doit suivre, des soins de propreté qui lui sont indispensables. Bien plus, au lieu d'exécuter les ordres du médecin, on donne des aliments, du vin malgré sa défense; on tient la chambre exactement close; on s'abstient de renouveler le linge de corps et de lit, malgré ses pressantes recommandations. Combien de morts produites par des aliments, même légers, donnés à des malades auxquels une abstinance absolue était nécessaire! que d'individus, atteints de la petite vérole, ont péri étouffés par d'épaisses couvertures dans des chambres trop chauffées!

Les malades seraient heureux de n'être entourés que de personnes éclairées et zélées, capables d'assurer et de seconder l'exécution de ce qu'a prescrit le médecin. Au lieu de cela, qu'ont-ils le plus souvent? ou bien des parents pleins de tendresse, sans doute, et de bonnes intentions, mais dépourvus de connaissances et de fermeté; qui cèdent à leurs désirs et même à leurs fantaisies, sans savoir le mal qui peut en résulter; qui n'osent pas employer des remèdes salutaires lorsqu'ils causent du dégoût ou de la douleur; ou bien des gardes qui, pour se donner du relief, parlent sans cesse de leur expérience et des malades qu'elles ont sauvés, et ne nuisent pas moins par leur importun bavardage, que par leurs pratiques absurdes et superstitieuses.

Propreté, discrétion, complaisance, intelligence et

exactitude parfaite pour exécuter les ordres du médecin, et pour lui rendre compte de ce qui s'est passé dans son absence, telles sont les qualités qu'on doit désirer dans une garde, et qu'elle possède si rarement.

Voici en résumé, les principaux soins qu'exigent une personne malade :

1° L'air chaud et chargé de vapeurs lui est nuisible ; il faut donc que l'air de la chambre soit pur, frais et fréquemment renouvelé ;

2° L'hiver, la chambre sera tenue dans une douce température ; l'été, au contraire, on pourra en affraichir l'atmosphère en fermant les persiennes et lès rideaux, et en y tenant des branches d'arbres, pourvues de feuilles, qu'on arrosera de temps en temps d'eau fraîche ;

3° Les soins de propreté la plus recherchée sont nécessaires aux malades ; cependant ils sont généralement négligés : il n'est pas rare d'en voir être malades pendant trente ou quarante jours sans s'être lavé ni la figure, ni la bouche, ni les dents ; sans s'être peigné, en un mot dans l'état de malpropreté le plus révoltant ;

4° Le régime alimentaire, c'est-à-dire le choix et la mesure des aliments, n'est pas moins important dans l'état de maladie que dans l'état de santé parfaite ; lorsqu'il est bien dirigé il est un auxiliaire énergique du traitement.

5° Lorsque le médecin permet des aliments, il ne faut pas, comme on le dit vulgairement, exécuter seulement la moitié de l'ordonnance ; il ne faut pas davantage la dépasser. Il importe de se conformer à ce qu'il a prescrit.

6° En général, les malades doivent user d'une nourriture légère et rafraichissante ; elle doit leur être administrée en petite quantité à la fois, et à des distances telles, qu'au moment où l'on en prend de nouvelle, l'estomac soit parfaitement vide. C'est une mauvaise habitude que de donner à manger trop souvent ; il en résulte toujours des digestions imparfaites et laborieuses. Une précaution également importante à observer, c'est que les aliments et les médicaments ne se rencontrent pas dans l'estomac ; car l'effet des premiers est annulé par les seconds. Aussi ne faut-il jamais prendre de médicaments si ce n'est une heure avant ou trois heures après le repas.

Premiers soins en cas d'accidents

Il est des circonstances dans lesquelles le danger est si pressant, qu'on n'a pas même le loisir d'appeler un homme de l'art : tout homme alors est médecin. C'est pourquoi il serait bon que chacun connut les moyens d'administrer les premiers secours en cas d'urgence ; ainsi par exemple, si dans un cas d'asphyxie, d'empoisonnement, de blessure d'une grande artère, l'individu n'est pas secouru avec intelligence et célérité, il est évidemment perdu ; tandis que des soins convenablement administrés, le transport à l'air libre dans le premier cas, le vomissement provoqué dans le second, la compression du vaisseau blessé dans le troisième, peuvent l'arracher à la mort dans toute l'étendue de l'expression.

Lorsqu'un accident est arrivé, on doit d'abord examiner, avec sang froid, ce dont il s'agit ; rien n'est plus nuisible que la précipitation et la frayeur. Il est du devoir de tout ami de l'humanité, de se mettre à même de pouvoir être utile à soi-même et aux autres dans le cas d'accident, en attendant l'arrivée du médecin.

Empoisonnement. — Toutes les fois qu'une indisposition subite, accidentelle se manifeste à la suite ou pendant le repas, ou après avoir avalé quelque chose, si surtout ce malaise s'aggrave en quelques minutes, il y aura présomption d'empoisonnement ; il faut faire attention si l'on éprouve quelques uns des symptômes suivants : odeur infecte avec soulèvement de cœur ; saveur âpre prenant à la gorge aigre ou amère ; chaleur âcre au gosier, sécheresse dans toutes les parties de la bouche qui est parfois écumeuse ; douleurs plus ou moins aigües et ayant leur siège dans toute l'étendue du canal digestif ; rapports fréquents, puis vomissements, enfin angoisse, soif ardente et frissons

A ces signes, il n'y a plus de doute, il faut sans retard appeler un médecin ; s'il est éloigné ou s'il ne peut venir de suite, il faut, en attendant son arrivée, exciter le vomissement en faisant prendre au malade trois ou quatre grains (15 à 20 centigrammes) d'émétique, dans deux ou trois cuillerées d'eau tiède ; à défaut d'émétique, on fait boire un peu d'eau tiède, et on chatouille la luette soit avec la doigt ou avec la barbe d'une plume. Le succès dépendra de la promptitude qu'on aura mis à faire vomir le malade. Il est facile de comprendre que l'émétique ne peut produire d'effet certain que s'il est donné immédiatement ou peu de temps après l'ingestion du poison ; car ses ravages sont si rapides, que le plus petit retard, rend impuissants tous les secours de la médecine.

Asphyxie. — L'asphyxie est une mort apparente et imminente par défaut d'air respirable. La première chose à faire est d'exposer le malade au grand air et de le débarrasser de ses vêtements. On irrite ensuite la peau par des frictions stimulantes faites avec de l'eau de Cologne, de l'eau-de-vie ; on passe de temps en temps un flacon d'ammoniaqne sous le nez.

L'asphyxie a lieu le plus souvent par submersion, par strangulation et par le dégagement des gaz carboniques.

Asphyxie par submersion. — Aussitôt que le noyé est retiré de l'eau, il faut lui ôter ses vêtements et le coucher sur le dos, un peu tourné sur le côté droit la tête légèrement élevée ; on le réchauffe le plus promptement possible soit avec des briques, soit avec des fers à repasser, chauffés convenablement ; on le frictionne avec de la flanelle chaude et séche, ou enduite d'un mélange d'huile camphrée et d'alcool volatil ; on peut se servir d'eau sédative ou d'alcool camphré ; on lui fait respirer en même temps du vinaigre des quatre voleurs, ou de l'éther, ou de l'alcali ; on lui administre un lavement d'eau salée.

Asphyxie par strangulation. — On coupe le nœud de la corde, et on pratique ensuite les moyens indiqués par l'asphyxie par submersion.

Asphyxie par la vapeur du charbon. — Il faut exposer le malade au grand air, et desserrer ses vêtements, le frictionner par tout le corps avec des liquides stimulents (eau de Cologne, eau de mélisse, eau-de-vie camphrée, alcool camphré etc.), le remuer, le stimuler par tous les moyens. On lui fait aussi des ablutions d'eau fraîche sur la figure et sur la tête. Lorsque la vie se ranime on lui fait prendre des infusions de mélisse ou du vin généreux. Tous ces soins sont administrés en attendant l'arrivée du médecin.

Asphyxie par le froid. — Mettre le malade dans un bain d'eau à la température ordinaire, puis on verse peu à peu de l'eau chaude jusqu'à ce que le bain soit à 25 degrés. Lorsque la chaleur et la souplesse sont revenues, frictions excitantes, vin coupé ; pas de liqueurs spiritueuses.

Blessures. — Les plaies faites avec un instrument tranchant, qui divise nettement les tissus, sont moins graves que les blessures faites par les instruments arrachants ou déchirants. Dans toutes les plaies simples, qui n'intéressent que la peau et les parties molles, comme sont les coupures plus ou moins profondes, on doit s'attacher à procurer, autant que possible, la réunion immédiate.

Pour cela il faut d'abord s'abstenir d'écarter les bords de la plaie et d'y introduire, comme a coutume de le faire, de l'eau salée, du tabac, des baumes, des liqueurs spiritueuses. Il est également nuisible de presser les plaies en tous sens dans la vue d'en faire sortir le sang. La première précaution à prendre, est de les laver soigneusement avec une éponge imbibée d'eau tiède ou fraîche, afin de les débarrasser du sang caillé, du sable, de la terre et autres corps étrangers qui peuvent s'y être introduits. Cela fait, on rapproche le plus exactement possible les deux lèvres de la plaie, qu'on maintient dans cette position, en plaçant dessus des bandelettes de taffetas d'Angleterre ou, ce qui est plus solide encore, parce que l'humidité ne les détache pas facilement, des bandelettes de toile enduites de diachylum gommé. On soutient le tout par une compresse et une bande roulée. Cet appareil, lorsqu'il est bien appliqué, suffit en général pour conduire la plaie à guérison parfaite.

Le point important c'est de rapprocher les lèvres de la plaie et de les maintenir en *contact immédiat*, de manière à ce que ni l'air, ni les corps étrangers ne puissent agir sur les parties ; quand la blessure, coupure ou déchirure est légère, on peut mettre dessus, après l'avoir laissé soigner, du baume de commandeur ; c'est le remède par excellence ; il empêche ordinairement la suppuration.

Lorsque, dans la blessure, une artère d'un certain volume a été ouverte, l'écoulement du sang peut faire périr le malade en *quelques minutes* ; il faut donc l'arrêter jusqu'à ce que l'homme de l'art puisse y porter un remède d'une manière certaine. Le sang fourni par un artère forme un jet rapide et saccadé. On applique le doigt le long de l'artère, et on la presse de manière à supprimer l'écoulement du sang. On restera dans cette position, où l'on tient dans sa main la vie du malade, jusqu'à l'arrivée du médecin.

Dans la plupart des cas, les blessures n'offrent aucune gravité, si l'on prend les précautions les plus simples ; mais qu'arrive-t-il ? au lieu de rester tranquille, de se coucher ou seulement de rester assis, ou bien de se mettre le bras en écharpe, si le mal est au bras, le blessé marche et travaille comme s'il n'avait rien ; l'inflammation s'augmente et s'étend ; au bout de deux ou trois jours il faut s'arrêter ; des élancements douloureux se font sentir dans la plaie, la suppuration qu'il aurait été si utile d'empêcher paraît, et cette blessure légère, qui n'aurait demandé que quelques jours de repos pour se cicatriser, peut occasionner une longue perte de travail.

Contusion. — La contusion diffère de la coupure en ce que cette dernière est une plaie faite avec un instrument tranchant, tandis que la contusion est le produit du choc des corps ronds ou à large surface. Les contusions légères ne présentent aucun danger ; on fait sur la partie gonflée une onction d'huile d'olive et on la recouvre de ouate arrosée avec la même huile. S'il y a plaie, elle se dessèche sous l'influence de l'huile d'olive, et il se forme à la surface une croûte qui tombera bientôt.

Piqure de vipère. — Quand on est piqué par une vipère, il faut se serrer ou se faire serrer fortement au-dessus de la piqure ; laisser saigner la plaie et activer même l'hémorrhagie soit en pressant la plaie, soit en lavant avec de l'eau tiède la partie mordue. L'alcali volatil mis sur la plaie est un remède efficace. On fait prendre ensuite cinq à six gouttes de ce remède dans une tasse d'infusion de tilleul chaude et sucrée ; on reste au lit et l'on prend des infusions de fleurs de sureau pour provoquer la sueur. Les personnes qui sont dans les lieux où la vipère est commune doivent, par prudence, se munir d'un petit flacon d'alcali volatil. Si la partie mordue est gonflée et toute livide, il n'y a pas à balancer, il faut cautériser avec un fer rouge à blanc.

Dans les *piqures d'abeilles ou de frelons*, il faut d'abord avec une petite pince ou une aiguille, enlever l'aiguillon, puis appliquer ensuite un mélange d'huile et d'ammoniaque liquide ou tout simplement faire des lotions avec de l'eau et du vinaigre.

Chutes. — Lorsque après une chute, un coup plus ou moins violent, l'individu éprouve dans un membre une vive douleur ; lorsque ce membre est déformé, qu'il y a impossibilité de le mouvoir, on doit, craignant qu'il n'y ait une fracture ou une luxation. se conduire comme si elle existait en effet. Les fractures consistent dans le brisement d'un ou de plusieurs os. La luxation est le déplacement des articulations, (jointures), ce qu'on appelle avoir les *membres démis*. Dans ce cas les personnes présentes doivent se borner à relever le blessé avec adresse et précaution, en ayant soin de soutenir le membre affecté de manière à ce qu'il n'éprouve aucune secousse pendant le transport qu'on opérera, au moyen d'un brancard ou d'une échelle sur laquelle on pose un matelas, car les secousses d'une voiture peuvent avoir des inconvénients. Le malade étant déposé sur le lit, on le déshabillera ; les vêtements qui recouvrent la partie souffrante seront coupés avec des ciseaux afin d'éviter tout ébranlement douloureux. Le membre sera posé mollement sur des coussins ou sur des oreillers dans une situation demi fléchie qui est ordinairement celle où l'on trouve le moins de douleur. On attendra ainsi l'arrivée du chirurgien ; s'il tarde à venir. on pourra couvrir le membre de linges trempés dans l'eau tiède dans laquelle on ajoute une cuillerée de vinaigre ou d'eau-de-vie par verre.

Les chutes dont il faut particulièrement s'inquiéter sont celles qui, sans avoir causé ni fracture ni blessure apparente, ont contusionné ou lésé quelque organe interne ; celles-là, malgré quelques malaises, quelques douleurs, on les néglige, ou, pour mieux dire, on ne fait rien. L'inflammation augmente, le sang s'y porte en abondance, et pour avoir voulu éviter une saignée ou des sangsues, l'ouvrier s'expose à rester plusieurs mois au lit. Comme mesure de prudence, pour peu que la chute présente de gravité, on recommande la saignée ou les sangsues avec quelques tasses d'infusion de vulnéraire ou d'arnica.

Charbon. — Le charbon débute ordinairement par une tumeur dure, très douloureuse, noire à son centre et entourée d'un cercle d'un rouge brun, passant à un rouge vif dans la partie la plus voisine de la place qui n'est pas encore atteinte. La démangeaison d'abord légère est suivie d'un picottement vif. Les personnes les plus exposées à le contracter, sont celles qui donnent des soins aux animaux atteints de maladies charbonneuses. Le traitement consiste à cautériser le bouton avec un fer rouge, ou mieux avec le beurre d'antimoine.

On trouve dans la *Santé universelle*, un remède populaire contre le charbon ; il consiste à appliquer sur toute la surface du bouton de la thériaque gros comme une noix ; à couvrir cet emplâtre d'un linge transparent, de mettre dessus du sel délayé avec de la salive, à bander le tout, et renouveler l'appareil au bout de six heures. Le plus prudent, à notre avis, est de consulter, sans retard, l'homme de l'art, le médecin.

Morve. — La morve peut se transmettre du cheval à l'homme et comme cette maladie est extrêmement grave ; on ne saurait trop recommander aux personnes obligées de soigner des chevaux morveux, de prendre les plus grandes précautions pour éviter la contagion. Dès son apparition les charretiers ne coucheront plus dans l'écurie ; les chevaux sains devront être séparés. Il faut éviter, dans le pansage, le contact de la matière qui sort des nazeaux ; car, s'il en tombait sur une plaie, sur une écorchure, une égratignure, sur les lèvres, dans les oreilles, dans les yeux, cela suffirait pour contracter la maladie. Dans ce cas il faut laver à grande eau, mélangée de vinaigre l'endroit touché ; pour plus de sécurité il faut le cautériser.

Farcin. — Le farcin de cheval peut donner lieu aux mêmes accidents ; des précautions semblables doivent être prises.

Rage. — Il importe beaucoup de savoir, lorsqu'on a été mordu par un chien, s'il était ou non enragé. Voici les signes d'après lesquels on pourra le reconnaître :

Au début de l'affection, il est triste, abattu ; il refuse le boire et le manger ; il a horreur de l'eau ; cette aversion est le signe le plus sûr de la rage. L'aboiement change ; il a l'œil fixe, marche sans savoir où il va ; sa queue est serrée entre ses pattes ; de temps en temps il éprouve des accès de fureur, pendant lesquels il se précipite sur tout ce qu'il rencontre ; les chiens et les animaux le fuyent épouvantés.

Lorsqu'on est mordu par un animal enragé ou supposé tel, on devra à l'instant même, presser sa blessure dans tous les sens, afin d'en faire sortir le sang et la bave. On lavera cette blessure soit avec de l'alcali volatil étendu d'eau, soit avec de l'eau de lessive, de l'eau de savon, de l'eau de chaux, ou de l'eau salée, et à défaut avec de l'urine et même de l'eau pure ; puis on fera chauffer à blanc un morceau de fer que l'on appliquera profondément sur la blessure. A défaut de fer rouge, il ne faudrait pas hésiter à employer si l'on peut immédiatement de la poudre à tirer, de l'amadou, du linge menu, du coton imprégné d'alcool que l'on fait brûler sur la plaie.

Tous ces moyens, bien employés, suffiront pour écarter toute espèce de danger. Mais il sera nécessaire d'appeler un homme de l'art, qui seul pourra apprécier si la cautérisation a été convenablement opérée.

Précautions à prendre en temps d'épidémie.

On entend par maladies épidémiques, toutes les maladies qui, dans une ou plusieurs communes, frappent sur un grand nombre de personnes à la fois.

Les précautions à prendre pendant une épidémie, sont particulièrement la tempérance.

L'incontinence, les excès de toute nature, si défavorables en tout temps à la santé, deviennent pendant les épidémies, et surtout en temps de choléra, d'un immense danger; les ivrognes, les gens sans conduite sont les premiers atteints : c'est un fait certain et acquis par l'expérience. Si l'intempérance est nuisible, l'excès contraire peut le devenir aussi : les privations sont toujours funestes ; la nourriture, sans être trop abondante, doit être de bonne qualité. Les vêtements seront toujours chauds dans ces moments là ; il faut se donner de garde de les quitter pour de plus légers ; le refroidissement a toujours été regardé comme une circonstance favorable au développement de la maladie. On se garantira de l'humidité en se mettant une ceinture de laine autour du ventre, et des sabots avec des chaussons aux pieds. Les soins de propreté sont très-importants. Entretenez autour de vous un air pur ; éloignez des habitations les immondices, les matières en putréfaction, les eaux croupies. Dans l'intérieur de la maison, renouvelez l'air des appartements, des chambres à coucher surtout ; ne laissez dans les chambres ni linge sale, ni vases de nuit ; ne couchez pas en trop grand nombre dans la même pièce, si c'est possible, et surtout ne vous enfermez pas dans vos rideaux.

Toutes les parties de la maison seront nettoyées avec soin ; les lieux d'aisance, les endroits bas et humides, qui répandent une mauvaise odeur, seront blanchis à la chaux et arrosés avec du chlorure de soude.

Tant que l'on se porte bien, il ne faut rien changer à la nourriture ni à ses occupations ordinaires ; mettez seulement plus de prudence dans les travaux de façon à ne pas vous fatiguer ; évitez la pluie, l'humidité, les boissons froides. Si vous êtes appelé au lit du malade; ne vous en tenez pas trop près, évitez les exhalaisons qui en sortent. Lavez-vous les mains plusieurs fois par jour avec de l'eau fraîche, dans laquelle vous aurez mis un peu de vinaigre ou d'alcool camphré ; portez sur vous du vinaigre des quatre voleurs et versez-en quelques gouttes dans la chambre. Ces mesures ne doivent pas être prises seulement par les personnes peureuses, elles doivent être générales, c'est de la prudence.

SENS. IMP. DUCHEMIN.

www.ingramcontent.com/pod-product-compliance
Ingram Content Group UK Ltd.
Pitfield, Milton Keynes, MK11 3LW, UK
UKHW021024200726
13857UKWH00004B/1566

9 782012 981874